LA FIÈVRE JAUNE AUX ANTILLES

EN 1881

LE CHOLÉRA D'ÉGYPTE

EN 1883

NOTES LUES AU CONSEIL CENTRAL D'HYGIÈNE PUBLIQUE

DE NANTES

PAR LE Dr GRIFFON DU BELLAY,

Directeur du Service.

NANTES,

Mme Ve CAMILLE MELLINET, IMPRIMEUR,

Place du Pilori, 5.

L. MELLINET ET Cie, succrs.

—

1884

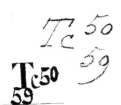

LA FIÈVRE JAUNE AUX ANTILLES

En 1880 et 1881.

SON INTRODUCTION A SAINT-NAZAIRE.

Pendant les années 1880 et 1881 une grave épidémie de fièvre jaune a régné dans la mer des Antilles et le golfe du Mexique, inquiétant, à bon droit, notre région, qui a des relations fréquentes avec le Centre-Amérique et qui est reliée avec lui par un service postal bimensuel très régulier.

Saint-Nazaire reçut en effet, pendant cette période, plusieurs navires qui avaient été atteints par le fléau en cours de campagne, et un paquebot, la *Ville-de-Paris,* qui l'avait encore à son arrivée au mouillage. Un instant on put craindre une invasion épidémique comme celle qui s'était produite en 1861. Il n'en a rien été heureusement : les navires suspects, comme le paquebot contaminé, n'ont franchi le seuil de notre port qu'après avoir été complètement assainis, et les cas de fièvre jaune sont venus s'éteindre dans l'enceinte du Lazaret de Mindin.

Le Conseil d'hygiène publique et de salubrité du département n'ayant, à cette époque, aucun lien avec le service sanitaire maritime, n'a pu être instruit de ces faits, quelque intérêt qu'il pût y attacher ; c'est une lacune que je suis heureux de pouvoir combler aujourd'hui.

C'est la patente de santé du paquebot transatlantique *Washington*, arrivé le 25 décembre 1879, qui nous apporta la première indication de la maladie qui régnait déjà depuis quelque temps en divers points des Antilles. Le visa de cette patente, donné le 10 décembre, signalait officiellement l'existence de la fièvre jaune à la Basse-Terre.

La Pointe-à-Pître, dernière escale de nos paquebots revenant de Panama, ne tarda pas à être atteinte, sans beaucoup de gravité du reste, car on était alors en pleine saison fraîche ; mais l'année suivante, au retour des chaleurs, l'épidémie reprit de l'intensité et nous dûmes mettre en quarantaine plusieurs navires provenant de la Guadeloupe.

La Martinique fut atteinte à son tour en octobre 1880. Il était difficile, d'ailleurs, que cette colonie restât bien longtemps à l'abri du fléau, car elle était menacée de tous côtés. La maladie existait en effet alors non seulement à la Guadeloupe, mais à la Havane, à Porto-Rico et, ce qui était plus grave, à Colon-Aspinwall, où le paquebot le *Saint-Germain* en avait contracté deux cas en juillet qu'il avait perdus avant sa rentrée à Fort-de-France.

Lorsque le typhus amaril règne à la Martinique, il nous menace bien plus qu'à la Guadeloupe, quoique celle-ci soit plus près de nous de 24 heures, par la raison que les paquebots de Panama, ayant leur point d'attache et de ravitaillement à Fort-de-France, sont bien obligés d'y séjourner, tandis qu'ils ne font que passer à la Guadeloupe en se tenant même parfois à grande distance de la terre.

Du reste, cette fin de l'année 1880 fut particulièrement néfaste dans la mer des Antilles et le golfe du Mexique, car la fièvre jaune y conserva une intensité tout à fait inusitée à cette époque de l'année. Ainsi, à la Vera-Cruz, on perdit 103 malades en décembre, et l'épidémie continua encore en janvier, ce qui est tout à fait exceptionnel.

Quoi qu'il en soit, l'hiver de 1880 à 1881 se passa bien pour nous. Les arrivages du Centre-Amérique et des Antilles sont rares à cette époque ; nous ne recevons plus guère de cette région que les paquebots, navires bien surveillés. Puis, s'il est certain qu'une épidémie de fièvre jaune bien établie peut résister à un abaissement notable de température, comme cela s'est vu plusieurs fois à New-York et à Philadelphie, il faut bien admettre que cet abaissement de température met obstacle à son éclosion dans un pays où elle n'existe pas encore.

L'année 1881, en revanche, s'annonçait assez mal. Je fis redoubler de surveillance à l'égard des navires provenant des Antilles et du Centre-Amérique. En même temps je donnai aux médecins sanitaires des paquebots des instructions précises sur les mesures qu'ils avaient à prendre pour assurer, autant que possible, la salubrité des navires qui leur sont confiés. Je leur recommandai en particulier, conformément aux instructions que je recevais moi-même de M. le Ministre du Commerce, de prendre les plus grandes précautions relativement aux passagers convalescents de fièvre jaune, et de ne les accepter qu'après 15 jours de convalescence bien constatée et après fumigation de leurs effets d'habillement ; cette recommandation est d'une pratique bien difficile à l'égard des passagers civils, mais elle est parfaitement applicable à l'élément militaire, le plus suspect après tout en matière de fièvre jaune, puisqu'en sa qualité d'Européen il est le plus contaminable.

Ce n'est guère qu'au milieu d'avril que nous commençâmes de recevoir des navires des Antilles. Je ne parle pas, bien entendu, des paquebots transatlantiques dont les arrivages s'échelonnaient régulièrement deux fois par mois.

Par provenances des Antilles, j'entends provenances de la Martinique et de la Guadeloupe, car malheureusement les relations de Nantes et Saint-Nazaire avec la Havane et autres ports des Grandes-Antilles, si nombreuses autrefois et qui ont souvent donné tant de soucis à mes prédécesseurs, ont presque complètement cessé, sauf par l'intermédiaire des paquebots.

Du milieu d'avril au milieu de novembre 1881, époque où nos deux colonies, débarrassées de la fièvre jaune, ont commencé de délivrer des patentes nettes, la rade de Saint-Nazaire a reçu, sans compter les paquebots bi-mensuels, 43 navires à voiles pourvus de patentes brutes, ainsi répartis :

    24 de la Pointe-à-Pître.

    5 du Moule et autres ports de la Guadeloupe.

29

    5 de Saint-Pierre.

    5 de Fort-de-France.

    4 de la Trinité et autres ports martiniquais.

14
___
43

En 1880 nous en avions reçu 45.

Sur ces 43 navires, 20 ont été mis en quarantaine d'observation et 5 en quarantaine de rigueur.

Le traitement appliqué aux paquebots fut comparativement plus doux, ce qui semble paradoxal, puisque les voiliers font des traversées bien plus lentes et portent un personnel bien moins nombreux. Mais il y a à cela une raison absolument péremptoire.

On ne peut se refuser à reconnaître aujourd'hui que la

fièvre jaune est bien plus importable par l'air renfermé dans l'intérieur d'un navire, lorsque cet air a été puisé dans un milieu contaminé, que par son équipage ou ses passagers, lorsque ce personnel, habitant le pont ou les parties hautes et ventilées du navire, est resté pendant toute une traversée sans donner de manifestations suspectes. Ce personnel est sain, mais la cale du navire peut ne pas l'être.

Or, là est la différence capitale entre les paquebots et les voiliers qui nous apportent les récoltes de sucre de nos colonies.

Les paquebots ne restent que peu d'heures dans la plupart de leurs escales; grâce à leurs puissants moyens d'action, ils débarquent rapidement leur chargement, en enlèvent un nouveau préparé d'avance et reprennent la mer.

Les voiliers, au contraire, restent des semaines et des mois à faire cette double opération; ils s'imprègnent complètement de l'atmosphère de leur mouillage, et quand ils nous arrivent après 40 ou 50 jours de mer, pendant lesquels ils n'ont parfois pas touché une seule fois à leurs panneaux, c'est bien l'air contaminé recueilli au point de départ qu'ils viennent déverser dans nos ports.

Quand ces navires ont eu des cas de fièvre jaune, le service sanitaire n'a pas à hésiter; armé du règlement de février 1876, il les frappe d'une quarantaine de rigueur, les décharge plus ou moins complètement sur rade et après avoir purifié leurs cales, il les maintient encore en observation pendant trois jours au moins, pour s'assurer que la mise en mouvement de l'air confiné n'a produit aucun effet nuisible sur la santé des hommes employés au déchargement.

Tel est le traitement que j'ai appliqué à l'*Adélaïde,* arrivé le 12 avril après une traversée de 40 jours, mais ayant séjourné à la Pointe-à-Pitre 92 jours, pendant lesquels il avait eu trois cas de fièvre jaune. De même ai-je agi, le 26 avril, pour le trois-mâts *Le Cid,* qui avait 74 jours de traversée, mais qui était resté 76 jours à la Pointe-à-Pitre, y avait perdu deux hommes et en avait jeté un troisième à la mer 5 jours après son départ. Le *Zante* a été traité de même en août ; il avait perdu un homme de fièvre jaune en rade de la Trinité (Martinique), puis un autre à la mer et en avait eu un troisième malade.

S'agit-il, au contraire, de navires qui n'ont eu aucun malade, ni dans le foyer d'épidémie d'où ils viennent, ni à la mer, la question est plus délicate. Le règlement du 22 février 1876 dit formellement que les navires arrivant avec une patente brute de fièvre jaune, sans avoir eu de malades, doivent être admis à la libre pratique s'ils ont plus de 14 jours de traversée, après qu'une visite médicale a constaté qu'ils n'ont à bord aucun accident suspect. C'était le cas de la plupart de nos voiliers.

J'avoue cependant que je n'ai pas suivi à la lettre ce règlement pendant l'année 1881. J'ai toujours considéré qu'une simple et rapide visite ne me renseignait pas suffisamment. J'ai donc maintenu en observation, pendant 48 heures au moins, presque tous les navires provenant des ports contaminés et y ayant fait un long séjour, quel que fût le bon état de leurs équipages. Je leur ai fait ouvrir leurs panneaux, en leur donnant un ordre qui devait au besoin dégager la responsabilité des capitaines devant les Tribunaux ; je leur ai fait ventiler, autant que possible, leurs compartiments intérieurs, laver au chlorure et fumiger toutes les parties accessibles.

Au contraire, plusieurs paquebots pourvus de patentes brutes et n'ayant pas eu de malades, c'est-à-dire se trouvant dans les mêmes conditions, ont été admis immédiatement à la libre pratique. Mais, outre que ces paquebots sont moins susceptibles de contaminer leurs cales et autres parties profondes, ainsi que je l'ai déjà expliqué par suite de la brièveté de leur séjour sur les rades infectées, ils présentent une garantie d'une haute valeur, c'est la présence d'un médecin qui rend à son arrivée un compte exact de ce qu'il a observé pendant la traversée et dont le rapport peut être contrôlé par l'examen de ses cahiers de visite.

Les garanties seraient plus grandes encore si ces navires étaient pourvus, comme la plupart des grands transports des marines de guerre anglaise et française, d'appareils de ventilation qui aspireraient l'air des parties les plus profondes, pour le remplacer en haute mer par un air absolument pur.

Plusieurs paquebots cependant ont été mis en quarantaine d'observation à leur arrivée ; ce sont surtout les bons marcheurs, qui, faisant de trop rapides traversées, devancent de 24 ou 48 heures l'échéance de 14 jours après laquelle seulement il nous est permis de donner l'entrée à un navire qui présente une patente brute de fièvre jaune. Dans ces cas, généralement, j'ai fait compléter par une quarantaine d'observation le délai après lequel l'admission était légalement possible, et pendant cette quarantaine j'ai fait opérer, autant que faire se pouvait, l'aération intérieure du navire. Cette aération d'un grand navire en charge est peut-être un peu illusoire, mais ce qui ne l'est pas, c'est l'observation médicale à laquelle le personnel est soumis pendant son séjour en rade.

Parfois, j'ai dû faire désinfecter les effets et bagages des passagers. C'est quand j'ai eu lieu de supposer que parmi eux se trouvaient des convalescents de fièvre jaune dont l'embarquement aux Antilles n'avait pas été accompagné de toutes les précautions nécessaires.

Cette purification devrait se faire réglementairement au lazaret ; mais le lazaret de Mindin est loin de Saint-

Nazaire, d'un accès difficile ; je me suis toujours dispensé de recourir à lui dans les cas de simple quarantaine d'observation. Des fumigations chlorurées ou sulfureuses peuvent toujours se faire, soit sur le pont d'un navire dans des tentes convenablement closes, soit, beaucoup mieux, dans des gabares placées le long du bord et dont il est facile d'assurer la clôture hermétique pendant quelques heures.

En résumé, et grâce ou non aux mesures prises, ni les 88 navires à voile que nous avons reçus des Antilles pendant l'épidémie de 1880 et 1881, ni les paquebots faisant le service bi-mensuel régulier ne nous ont apporté la fièvre jaune, mais elle nous est venue par un paquebot faisant un voyage hors tour et dans des conditions exceptionnelles, la *Ville-de-Paris*.

La *Ville-de-Paris* est un navire de 3,300 tonneaux, à marche rapide, de formes très fines, que la Compagnie transatlantique venait de retirer de la ligne de New-York et d'envoyer sur celle des Antilles, pour laquelle il n'est pas fait n'ayant qu'une aération très insuffisante.

Le 4 avril, il partit de Saint-Nazaire, sous le commandement de M. le lieutenant de vaisseau Collier, avec une mission spéciale. Il devait parcourir diverses escales de la mer des Antilles, y prendre du chargement, puis revenir à Fort-de-France (Martinique), pour y convoyer jusqu'à Saint-Nazaire le paquebot *Saint-Germain* qui avait éprouvé, quelque temps auparavant, de très graves avaries.

En effet, le 16 avril, nous le trouvons à la Basse-Terre ; le 17, à Fort-de-France, qu'il quitte le 19 ; le 21, à la Trinidad ; le 30, à Porto-Cabello ; le 2 mai, à la Guayra ; le 3, à Carupano ; le 5, à la Trinidad, d'où il revient à Fort-de-France le lendemain.

Partout, il a reçu des patentes nettes, plus ou moins véridiques ; mais quand il quitte la Martinique, le 19, avec le

Saint-Germain, après y être resté 13 jours, ce que ne fait jamais un paquebot en service régulier, sa patente signale la présence de la fièvre jaune dans la colonie ; elle y règne en effet avec une grande intensité. Il n'a eu d'ailleurs aucun malade à bord, mais son équipage a communiqué assez librement avec la terre, le navire étant non pas mouillé en rade, mais amarré à l'appontement du carénage, l'un des points les plus insalubres de la localité.

Cet équipage se compose de 122 hommes, auxquels se sont joints 45 passagers ; faible chiffre dans une saison où les passagers se comptent habituellement par 250 ou 300 ; mais il s'agit d'un voyage hors tour. Le chargement se compose selon l'usage de cafés, cacaos, sucre brut, quinquinas, liqueurs et environ 1,600 peaux brutes provenant de Curacao.

Le *Saint-Germain,* en raison de ses avaries, n'a pris ni chargement ni passagers.

Ces deux navires arrivèrent le 4 juin à la nuit en rade de Saint-Nazaire. Leur arraisonnement comportant une visite médicale, puisqu'ils arrivaient en patente brute, fut remis au lendemain.

Le 5, au matin, je me rendis d'abord le long du *Saint-Germain.* Ce paquebot, pendant un séjour de quatre mois à Fort-de-France, n'avait eu qu'un cas de fièvre jaune à la suite d'une insolation et ce cas avait été traité à l'hôpital. Le navire, sur lest ainsi que je l'ai dit, avait ses immenses cales presque absolument vides ; l'air s'y était largement renouvelé pendant la traversée par des panneaux habituellement ouverts ; il était donc dans les meilleures conditions apparentes. Je le mis cependant en observation avec un garde sanitaire à bord. J'ajoute, pour en finir avec lui, qu'après 48 heures, je pus l'admettre à la libre pratique, non sans avoir passé une nouvelle et très minutieuse inspection.

★

La *Ville-de-Paris* fut moins heureuse. Le rapport de M. le Dr Granger, médecin de la marine commissionné, me signalait, sous toutes réserves, deux cas d'embarras gastrique fébrile parmi les hommes de l'équipage, et un cas de fièvre grave sur un passager, un enfant de 6 ans, près duquel il avait été appelé la veille seulement. Il ne s'expliquait pas nettement sur la nature de ces trois cas, mais il était évident qu'il redoutait la fièvre jaune, surtout pour le dernier.

J'ai pratiqué cette maladie pendant plusieurs années d'épidémie aux Antilles ; j'allai voir les malades du paquebot ; c'était bien du typhus amaril qu'il s'agissait, non seulement pour le jeune passager, mais pour les deux hommes signalés comme atteints d'embarras gastrique fébrile. Un quatrième malade qui me fut présenté également était dans un état indécis, mais qui s'affirma le lendemain. Un cinquième devait bientôt le suivre.

Tous ces cas paraissaient s'être produits presque simultanément du 31 mai au 2 juin, soit 11 ou 12 jours après le départ de la Martinique, circonstance peu commune et qui venait encore troubler le diagnostic.

Il n'y avait pas à hésiter ; il fallait isoler la *Ville-de-Paris* en lui imposant une quarantaine sérieuse et éteindre au plus vite un foyer épidémique qui pouvait s'aggraver rapidement et menacer non seulement le navire, mais le pays. Les cas observés avaient, en effet, la plus grave apparence et il était évident, en particulier, que le jeune passager était menacé d'une mort prochaine. Je tenais essentiellement à ce qu'il ne mourût pas à bord, à cause de l'effet moral qui se fût produit sur l'équipage et aussi sur la population de Saint-Nazaire. Il fallait donc faire conduire promptement au lazaret les 45 passagers et les hommes de l'équipage malades ou menacés.

Ce n'est pas chose facile que de faire marcher un lazaret

vide aujourd'hui, ou du moins n'ayant que deux ou trois gardiens pour entretenir son matériel, et qui doit fonctionner du jour au lendemain comme hôpital pour les malades, comme hôtellerie pour les bien portants et, il faut bien le dire, comme prison pour tout le monde.

Celui de Mindin est sur la rive gauche de la Loire, sur une pointe de sable, parfaitement placé assurément au point de vue sanitaire, et c'est l'important, mais éloigné de Saint-Nazaire de plus de 2,360 mètres, d'un abord difficile et, par conséquent, peu aisé à approvisionner.

Le soir même pourtant, tout le service fonctionnait sous la direction de M. Moigneteau, capitaine du lazaret,

Les passagers et malades de la *Ville-de-Paris* y furent conduits par M. le Dr Durand, médecin attaché au service sanitaire, qui montra dans cette circonstance le plus grand zèle et le plus louable empressement. Du reste, M. Durand, sans être sorti de France, est un vétéran de la fièvre jaune ; il a assisté à l'épidémie de Saint-Nazaire en 1861 et son nom est cité avec honneur dans le remarquable rapport de M. le Dr Mélier, inspecteur général des services sanitaires.

Nous eûmes la bonne fortune de mettre la main sur deux passagers exceptionnellement doués par leur origine pour servir d'infirmiers auprès de malades atteints de fièvre jaune ; l'un était un jeune matelot noir, l'autre un Indien qui venait d'accompagner de Calcutta à la Martinique un convoi d'immigrants en qualité d'interprète ; tous deux peu accessibles à la contagion, ce qui est un grand point. Ces deux hommes furent de la plus grande utilité à M. Durand. Mieux auraient valu assurément de véritables infirmiers habitués au service des hôpitaux ; il nous a été impossible de nous en procurer.

Enfin, l'établissement eut même son aumônier, car le vénérable curé de Saint-Brevin, appelé près de l'un des malades le soir même de son entrée, y resta interné pendant toute la durée de la quarantaine et y continua son ministère.

Quarante-cinq passagers et trois hommes de l'équipage avaient été débarqués le 5. Dès le soir, le jeune passager mourut. Le lendemain, un autre malade fut envoyé par le paquebot. L'infirmerie reçut donc cinq malades, savoir : le jeune Unal, passager, qui a succombé si rapidement, les sieurs Nalis, garçon de salle, Normand, soutier, et MM. Hairon et Collomb, officiers mécaniciens. Nalis et Normand sont morts le 7, M. Hairon le 11, M. Collomb seul a survécu, après avoir présenté les accidents les plus graves, soit quatre décès sur cinq malades.

Du reste, les rapports journaliers de M. le Dr Durand, son rapport d'ensemble que j'ai transmis à M. le Ministre du Commerce, témoignent de l'extrême intensité de ces cinq cas de fièvre jaune dont pas un symptôme n'a été amendé par le changement de latitude. Tous ont revêtu la forme hémorrhagique, si commune d'ailleurs qu'on peut la dire constante, car dans les cas rares où la mort se produit sans hémorrhagie à l'extérieur on est à peu près certain de retrouver celle-ci dans l'estomac sous forme d'exsudation de la muqueuse.

Dans les cas de la *Ville-de-Paris,* les hémorrhagies habituelles des muqueuses respiratoires et intestinales se sont montrées, ainsi que celle beaucoup plus rare de la muqueuse oculaire.

L'un des malades a présenté de tels accidents ataxiques que les infirmiers ne purent contenir ses mouvements et que M. Durand reçut de lui deux violents coups en plein visage, au moment même où il cherchait à calmer son exaltation par une injection de morphine.

Je ne puis suivre ici pas à pas la relation de M. Durand ; ce n'est pas une observation clinique que j'ai à soumettre au Conseil, mais une note sur un événement intéressant l'hygiène et la police sanitaire du département.

Je ne veux pourtant pas quitter le lazaret de Mindin sans rendre un dernier hommage au zèle et au dévouement réels que mon collaborateur y a montrés pendant les quinze jours qu'il y a été interné.

Indépendamment des soins à donner aux malades, M. Durand avait à surveiller la santé des quarantenaires et à prendre, d'accord avec le capitaine du lazaret qui l'a parfaitement secondé, toutes les mesures nécessaires pour mettre les pavillons qu'ils habitaient à l'abri des émanations de l'infirmerie.

Cette préoccupation était d'autant plus sérieuse que cette infirmerie est à quelques mètres seulement des pavillons des quarantenaires et que les germes contagieux de la fièvre jaune se transmettent par des courants atmosphériques à une bien plus grande distance. Par des fumigations et des lessivages chlorurés ou phéniqués incessamment répétés, par des précautions minutieuses au sujet de la literie et d'autres objets contaminés dont une partie fut même détruite, M. Durand et M. Moigneteau réussirent à éviter ce danger et la quarantaine fut menée à bonne fin.

Elle se termina le 13 pour les passagers et le 22 pour le malade guéri et pour son médecin. Elle avait duré huit jours pour les premiers et dix-sept pour les seconds.

J'avais, bien entendu, suivi cette importante opération sanitaire par des visites aussi fréquentes que me le permettaient les mesures que j'avais à prendre d'autre part à l'égard du paquebot, source du mal, et aussi pour d'autres navires qui se trouvaient en quarantaine sur rade à la même époque.

Voici ce qui fut fait pour le paquebot : Dès que la *Ville-de-Paris* fut débarrassée de ses passagers et de ses malades, elle fut conduite en grande rade et dut opérer sur des allèges son déchargement.

Cette opération fit naître un incident.

Le capitaine annonçait une voie d'eau dans sa cale arrière, et par suite, la détérioration certaine d'une partie des marchandises. Dans ces conditions, il est de règle, pour sauvegarder les intérêts de l'armement et des chargeurs, que le déchargement s'opère en présence d'experts nommés par le Tribunal de Commerce qui constatent la valeur et l'origine de l'avarie. Mais, d'un autre côté, il est de règle aussi pour le Service sanitaire de n'introduire à bord d'un navire suspect aucun élément nouveau susceptible d'alimenter le foyer contagieux. J'autorisai cependant, en raison de l'importance des intérêts engagés, l'embarquement de trois experts, hommes âgés, anciens marins, qui furent conduits au lazaret, après avoir heureusement terminé leur opération, et y purgèrent une quarantaine d'observation avant de rentrer à Saint-Nazaire.

Le déchargement s'opéra dans les conditions prescrites par les règlements, c'est-à-dire que chaque colis retiré de la cale fut aspergé d'eau chlorurée avant d'être descendu sur l'allège qui devait le recevoir. Dans ces allèges les colis furent disposés de façon que l'air pût facilement circuler entre eux. Le 9 tout était débarqué.

Bien qu'il ne soit nullement prouvé que la fièvre jaune puisse se transmettre par l'intermédiaire de marchandises contenues dans des sacs ou des caisses parfaitement pleins, que le contraire même semble bien établi, ainsi que me l'a fait observer depuis M. l'inspecteur général Fauvel et comme l'avait déjà formulé M. Mélier, je ne jugeai pas prudent de livrer immédiatement cette cargaison à la circulation.

Je ne pouvais non plus laisser les allèges mouillées en rade où le moindre abordage, la houle même, pouvait être cause de leur perte. D'accord avec M. l'Ingénieur du port, je les fis conduire au fond du bassin de Penhouët récemment livré à la navigation et encore peu occupé. Les allèges y furent isolées sous pavillon de quarantaine, plombées pendant la nuit et exposées à l'air pendant le jour. Elles y restèrent huit jours et furent ensuite mises à la disposition de la Compagnie transatlantique, sauf une centaine de sacs de cacaos et cafés avariés qui furent détruits par mon ordre. Ils furent portés à 3 milles au large et vidés à marée descendante.

Seize cents peaux de bœufs qui faisaient partie du chargement furent transportées au lazaret pour y être étalées au grand air pendant plusieurs jours et aspergées d'eau chlorurée.

Pendant que se faisaient les opérations du déchargement, le paquebot lui-même se purifiait d'après les instructions que je lui donnais et dont quelques-unes venaient directement de M. l'inspecteur général Fauvel qui a suivi toute cette opération avec un soin particulier.

J'emprunte au rapport de M. le Dʳ Granger, médecin du bord, le récit des mesures successivement prises. On verra dans cette note par laquelle je termine cette relation combien ces mesures ont été minutieuses.

Le 16, après 10 jours de nettoyage, j'annonçai au capitaine du paquebot que la période de purification de son navire était terminée (ce qui ne devait pas l'empêcher de continuer, ne fût-ce que pour occuper son équipage), et qu'une période d'observation commençait pour lui. Elle devait durer cinq jours conformément au règlement.

Le 21, je procédai à une inspection complète. Je trouvai que certaines parties de la cale arrière, sous le tunnel de l'hélice, n'avaient pas été suffisamment purifiées. On en avait retiré, il est vrai, plusieurs tonneaux de cafés et cacaos complètement putréfiés ; mais un nettoyage plus complet était indispensable et nécessitait des travaux qui ne pouvaient guère s'exécuter que dans le port. Je convins avec la Compagnie des conditions dans lesquelles ils devraient s'effectuer.

Sous cette réserve, et ayant acquis d'ailleurs la certitude que l'équipage n'avait cessé de se bien porter depuis le 6, jour du débarquement du dernier malade, M. Hairon, je donnai la libre pratique au paquebot. Il était resté 17 jours en quarantaine, ou plutôt en travaux incessants de déchargement et de purification.

Le lendemain, de son côté, M. le Dr Durand quittait le lazaret avec le convalescent, M. Collomb, qu'il était heureux, et à bon droit, d'avoir pu arracher à une mort qui parut un moment presque certaine.

L'incident sanitaire était donc terminé. Quatre malades sur cinq avaient succombé, ce qui ne prouve que trop la gravité du foyer épidémique qui s'était créé à bord de la *Ville-de-Paris*, et à quels dangers le pays eût été exposé, si ce navire était entré directement en communication avec la terre, comme c'était arrivé en 1861 pour l'*Anne-Marie*.

Le Directeur du Service sanitaire,

G. DU BELLAY.

ASSAINISSEMENT DU PAQUEBOT TRANSATLANTIQUE

VILLE-DE-PARIS

EXTRAIT DU RAPPORT DE M. LE Dr GRANGER,

Médecin sanitaire commissionné

Le premier jour, 6 juin, après le débarquement des passagers et des malades, on a brûlé dans un des fourneaux de la machine tous les objets de literie et de toilette, tous les effets ayant servi au jeune Unal, à M. Collomb, aux matelots Nalis et Normand, atteints de fièvre jaune.

Les postes des 3e classes ont été lavés à la potasse et fumigés avec une solution de chlorure de chaux additionnée d'une forte proportion d'acide phénique; les water-closets ont été soumis à la même opération et après cela condamnés.

Le deuxième jour, 7 juin, le paquebot a changé de mouillage et est allé prendre poste à l'entrée de la rade : on a commencé le déchargement, et à mesure que les faux ponts ont été vidés, ils ont été fumigés au chlorure de chaux phéniqué; au fur et à mesure du déchargement, chaque colis était aspergé de la même solution. Pendant qu'on travaillait au déchargement, on commençait le nettoyage des cabines et des postes avec la potasse. Les objets de literie, matelas, oreillers, traversins, couvertures, canapés, rideaux, étaient mis à l'air sur le pont.

Le carré des mécaniciens et les quatre chambres qui y sont attenantes ont été évacués ; les divers compartiments de ce logement où s'étaient produits 3 des 5 cas de fièvre jaune observés, ont été grattés, lavés à la potasse et aspergés dans toutes leurs parties avec du chlorure de chaux phéniqué ; les objets de literie et divers effets appartenant à M. Hairou, le dernier des cinq malades, sont brûlés.

Le troisième jour, 8 juin, on a terminé le déchargement en prenant pour les divers colis les mêmes précautions que la veille, précautions qui ont été augmentées à l'égard des 1,500 peaux qui se trouvaient dans le chargement de la cale avant. La partie avariée provenant du chargement de la cale arrière, et composée de café et de cacao, a été mise dans un compartiment spécial d'un chaland.

Au fur et à mesure que les cales ont été vidées, elles ont été balayées ; on a jeté dans le fond une solution de sulfate de fer préparée à 50 grammes par litre ; les parois latérales ont été badigeonnées au chlorure de chaux phéniqué. Toute la machine a été nettoyée ; les cales ont été lavées au sulfate de fer et à la solution phéniquée.

On a continué le nettoyage des cabines, des coursives, de la cambuse, de l'office, de la cuisine et des annexes, en en lavant toutes les parois avec la potasse et en y répandant de l'eau chlorurée phéniquée. Les peaux des animaux tués à bord pendant le voyage et la laine provenant des moutons ont été jetées à la mer.

Le quatrième jour, 9 juin, grattage, lavage et briquage général des cales ; pompé toute l'eau qui s'y trouvait, et dans laquelle on avait préalablement jeté du sulfate de fer ; peint toutes les cales, faux-ponts, postes d'équipage, des chauffeurs, hôpital, etc., etc., au chlorure de chaux phéniqué; lavage général du linge de l'équipage et de tous les tapis des salons, des coursives et des chambres.

On termine le nettoyage des cabines, de la machine et des cales.

Le cinquième jour, 10 juin, briquage des ponts, lavage à la potasse de toutes les peintures; aération partout; tout le linge au sec; continué le nettoyage du fond de la cale arrière.

Le sixième jour, 11 juin, toute literie, celle des passagers et celle de l'équipage est mise au sec après avoir été fumigée au soufre.

Fumigé à nouveau les cales et les faux-ponts et surtout la cale arrière. Repeint à la chaux chlorurée et phéniquée les ouvertures des cales et des panneaux de charge.

Le septième jour, 12 juin, briquage du pont, fourbissage général; mise au sec de tous les coussins et rideaux du salon et des chambres, lavage du linge des officiers.

Dans l'après-midi, potassé pour la deuxième fois toutes les peintures; les hardes et la literie de l'équipage sont envoyées dans le faux-pont arrière; on y brûle, ainsi que dans la cale arrière, 10 kilog. de soufre, les panneaux étant complètement fermés. Ouverture des panneaux à 8 heures du soir.

Le huitième jour, 13 juin, continué à potasser toutes les peintures extérieures et celles des embarcations; même travail pour celles du salon, de l'office, de la cuisine et de ses annexes, de l'hôpital.

Brûlé dans les cales et faux-pont avant, dans la machine et dans ses cales, dans le salon, les cabines, les coursives, la cambuse, la lingerie, environ 50 kilog. de soufre. Tous les lits du logement habité par les mécaniciens sont démolis et brûlés; de même pour ceux du logement habité par les garçons, ceux de l'hôpital qui ont été occupés par les malades et ceux des cabines qui ont servi au jeune passager décédé de fièvre jaune.

Ces différents locaux, carré et chambre des mécaniciens, poste des garçons, hôpital, cabines sus-mentionnées, sont évacués pour être grattés et repeints. Ces opérations diverses sont terminées le soir.

Le 14 et le 15, la plupart de ces opérations sont reprises surtout en ce qui concerne les cales que l'on fumige de nouveau à l'acide sulfureux.

Le 16, le paquebot entre en observation.

Le 21 il est admis à la libre pratique.

LE CHOLÉRA D'ÉGYPTE

QUARANTAINES A L'ENTRÉE DE LA LOIRE

EN 1883.

———— ·· ————

Note lue au Conseil par le Dr Griffon du Bellay.

————

L'épidémie de choléra qui s'est manifestée en Egypte dans le courant de l'année 1882 n'a pas eu, et ne pouvait guère avoir de grand retentissement sur nos côtes, nos relations commerciales avec ce pays ou même avec ceux dont les provenances transitent par le canal de Suez, étant malheureusement assez restreintes. Il s'est néanmoins produit à cette occasion dans le service sanitaire quelques incidents qui me paraissent de nature à intéresser le Conseil.

C'est le 26 juin que je reçus le premier avis de l'apparition du choléra en Egypte, avec l'invitation de prendre d'urgence les mesures les plus rigoureuses pour sauvegarder du côté de la mer de l'état sanitaire de notre région. Tout navire de cette provenance devait être considéré comme suspect, quelle que fût la teneur de sa patente. Ses passagers devaient subir une quarantaine d'observation de 24 heures au moins, pour s'assurer qu'il n'existait parmi eux aucun cas de maladie ; et la désinfection du navire lui-même, qui en temps ordinaire et dans les cas de simple suspicion est facultative, devenait obligatoire.

Enfin, si le navire était reconnu infecté, c'est-à-dire d'après les termes du règlement de 1876, « s'il avait eu » pendant la traversée des cas certains, ou même seulement » probables de choléra, » il devait être soumis à une quarantaine de rigueur. Les malades devaient être traités à l'infirmerie du lazaret. Les bien portants isolés pendant sept jours au moins. Le navire lui-même devait être soumis à une désinfection aussi complète que possible, après laquelle il devait rester sept jours en observation.

Ce sont, avec une légère accentuation dans le sens de la rigueur, les dispositions du règlement général du 22 février 1876 sur la police sanitaire maritime. Ces prescriptions ministérielles limitées d'abord aux navires provenant des ports d'Egypte ou ayant transité par le canal de Lesseps furent étendues quelques jours après aux ports des côtes de Syrie et de l'Asie mineure qui semblaient menacés eux-mêmes.

Enfin, je prescrivis aussi à tous les agents sanitaires de la direction de Saint-Nazaire, c'est-à-dire de notre départe-tement et des deux départements voisins, de surveiller atten-tivement toutes les provenances des divers ports de la Méditerrannée afin d'éviter toute surprise, les renseignements les plus contradictoires ayant été donnés alors par les journaux sur l'état sanitaire des côtes de la Méditerranée.

Ainsi que je l'ai dit les relations de notre région, qui sont nulles avec l'Egypte, sont rares avec la mer de l'Inde, et nous ne reçumes pour nous-mêmes qu'un grand steamer, le *Schaldis,* auquel il y eut lieu d'appliquer les mesures que je viens d'énoncer. Ce navire partit le 22 juin de Kurrachee, chargé de sésames, riz et autres graines, franchit le canal de Suez le 10 juillet, y reçut une patente brute de choléra et arriva le 26 à Saint-Nazaire sans aucun malade. Il déchargea sur allèges 500 tonneaux, de façon à faire sous son tillac un assez grand vide pour pratiquer d'abondantes fumigations sulfureuses ; toutes les parties accessibles furent désinfectées au chlorure de chaux ; des précautions analogues furent prises pour les vêtements, linge, objets de couchage, après quoi le *Schaldis* resta trois jours en observation, puis fut finalement admis à la libre pratique.

Un autre vapeur anglais le *Raisby,* parti de Bombay le 23 juillet à destination de Dunkerque, mouilla le 5 septembre en rade de Saint-Nazaire en relâche forcée. Il n'était heureusement que dans le cas de suspicion légale, mais sans que rien pût le faire considérer comme particulièrement dangereux. Je pus donc lui faciliter les secours que nécessitaient ses avaries et me relâcher un peu de la sévérité du règlement sans compromettre la santé publique.

Il fit route pour Dunkerque après réparation.

Un certain nombre d'autres navires de moindre importance furent également mis en simple quarantaine d'observation de 24 ou 48 heures en raison de leur provenance méditerranéenne.

A cela se seraient bornées nos relations avec le choléra d'Egypte, et c'eût été peu compromettant pour le pays ; mais une décision de M. le Ministre du Commerce en date du 25 juillet, changea la situation en dirigeant sur les lazarets de Mindin ou de Pauillac, à leur choix, tous les navires destinés aux ports de la Manche qui seraient reconnus infectés et passibles d'une quarantaine de rigueur, ces ports n'ayant pas de lazaret.

Cette décision ne laissa pas de jeter une certaine inquiétude dans le pays. Cependant, ainsi que je le fis remarquer au Conseil sanitaire de Saint-Nazaire et à celui de Nantes, qui se réunit à cette occasion pour la première fois depuis bien longtemps, les ports de la Manche ne reçoivent pas plus que nous de l'Inde ou de l'Egypte des navires à passagers, navires qui seraient de beaucoup les plus dangereux.

Les steamers qui leur apportent comme à nous des cotons, des sésames, du riz et autres graines, sont de grands navires de 2 à 3,000 tonneaux montés par une quarantaine d'hommes d'équipage au plus. En admettant même qu'ils nous arrivassent avec des cas de choléra confirmés, il était probable que les ressources de notre lazaret suffiraient à y éteindre le mal sans qu'il en franchît l'enceinte, de même qu'elles avaient suffi en 1881 pour arrêter la fièvre jaune que nous avait apportée un paquebot transatlantique.

La plus grande difficulté serait peut-être d'opérer sans encombre le déchargement sanitaire et la désinfection des navires eux-mêmes, sur une rade houleuse, difficile et sans aucun bassin d'isolement.

Ce fut en effet une difficulté sérieuse, et Dieu merci, ce fut la seule ; les ports de la Manche nous envoyèrent trois navires, le *Fern-Holm,* le *Leverrier* et le *Recta,* tous trois très suspects, mais heureusement sans contamination positive de choléra.

Le *Fern-Holm* arriva le premier le 27 août. Ce steamer, de 1714 tonneaux de jauge, portant environ 3,000 tonnes de marchandises, dont 2,500 balles de coton et le reste en sésames et graines de lin, armé de 28 hommes d'équipage, avait quitté Bombay le 12 juillet à destination du Hâvre, où il arriva le 16 août.

Le 7 du même mois, six jours après avoir passé à Port-Saïd, où régnait le choléra, il avait perdu un homme après

quelques heures seulement de maladie et son corps avait
été jeté à la mer deux heures après.

Cette mort si rapide, cette immersion précipitée, furent
considérées par le conseil sanitaire du Hâvre comme un cas
sinon certain, du moins très probable de choléra, et le
Fern-Holm fut dirigé sur Saint-Nazaire, où il arriva le
27 seulement.

Les instructions ministérielles dont je vous ai donné lecture
étaient très précises : le *Fern-Holm* devait subir une désinfection aussi complète que possible. Or, il n'y a pas de
désinfection complète sans déchargement complet. Je donnai
donc l'ordre au capitaine d'opérer ce déchargement dans des
conditions dont je réglai le détail.

Le navire, qui n'avait d'ailleurs alors aucun malade et
n'en a pas eu depuis, fut mouillé aussi près que possible du
lazaret de Mindin. Il devait y débarquer sa cargaison, à
moins qu'il ne préférât la laisser en rade sur des gabares
où elle pourrait être fumigée Puis il serait purifié lui-même
par des moyens appropriés aux lieux et aux matières à
désinfecter ; ensuite il rembarquerait sa cargaison et subirait
la quarantaine réglementaire de sept jours pour bien constater
si ces diverses opérations n'avaient mis en mouvement aucun
germe de maladie. En suite de quoi il serait admis à la libre
pratique.

Voilà bien ce que prescrivaient les instructions et ce que
commanderait assurément la prudence en présence d'un
navire réellement contaminé par le choléra. Encore ne
demandais-je pas, d'accord en cela avec le Conseil sanitaire
de Saint-Nazaire qui se réunit le lendemain, la purification
absolue du coton, ce qui eût exigé la désagrégation préalable
des balles ; nous nous contentions de la purification exté-
rieure des ballots par des vapeurs sulfureuses.

Or, nos exigences, si restreintes que nous eussions voulu

les formuler, se trouvèrent inapplicables, ainsi, du reste, que nous en avions conçu la crainte. Voici ce qui arriva :

Le *Fern-Holm,* en raison de son grand tirant d'eau, n'avait pu mouiller à moins de 2,000 mètres de l'estacade du lazaret ; et encore à cette distance sa situation était-elle peu sûre, car pendant un coup de vent qui régna le 1ᵉʳ et le 2 septembre, il dut se maintenir sous pression pour ne pas être jeté à la côte et il chassa sur ses ancres. De plus, il lui fut impossible, ou assurément très difficile de trouver les gabares nécessaires pour opérer son déchargement, non seulement parce que les prix de location demandés par des propriétaires disposés à abuser de la situation étaient réellement excessifs, mais aussi parce que l'état de la rade devenue très houleuse, dès les derniers jours d'août, exigeait pour ce genre d'opérations des gabares solides, tenant la mer, et telles enfin que nous n'en possédions pas en nombre suffisant.

Enfin, dernière difficulté, en admettant que la cargaison du *Fern-Holm* eut pu être débarquée au lazaret de Mindin, il eût fallu l'y laisser exposée aux intempéries, sous l'abri de simples prélarts de toile. Notre lazaret n'a pas, comme l'exige pourtant le règlement, plusieurs magasins pour recevoir les marchandises de plusieurs navires menant de front leur quarantaine. Il n'en a qu'un, simple hangar pouvant contenir 500 tonnes environ. Le Conseil avait décidé, sur ma proposition, que les marchandises du *Fern-Holm,* si elles étaient débarquées au lazaret, seraient au moins exemptées du droit de désinfection de 50 c. par 100 kilogrammes, que leur impose le règlement, puisque, par le fait, elles ne seraient même pas emmagasinées. Mais cette économie, qui se serait peut-être élevée à une dizaine de mille francs, n'aurait pas compensé la détérioration que pouvaient subir par une exposition de plusieurs jours à l'air et à la pluie des marchandises comme le coton et les graines oléagineuses ou alimentaires.

Bref, les opérations de désinfection de ce navire n'étaient même pas commencées, quand un autre, le *Leverrier,* se présenta dans des conditions analogues.

Ce steamer, jaugeant en douane 1,193 tonneaux, armé de 26 hommes d'équipage, était parti de Bombay le 12 juillet, avec un chargement complet de blé en sacs ; le 26, il mouillait à Aden et y perdait un homme. Le 24 août, il arriva au Hâvre, y présentant des patentes absolument nettes de Bombay, alors que l'on savait que le choléra régnait dans cette ville, et un certificat attestant que l'homme qui était mort à Aden avait succombé à une maladie de cœur. Le cas fut jugé suspect par le Conseil sanitaire et le navire nous fut envoyé en quarantaine de rigueur. Il arriva le 29 août.

Le *Leverrier* est, comme le *Fern-Holm,* un grand steamer portant près de 4,000 tonnes de marchandises. Nous nous trouvions pour le décharger et le purifier en présence des mêmes difficultés, quant à l'état de la mer, et nos embarras se trouvaient doublés pour la question du batelage. C'étaient maintenant près de 7,000 tonnes que nous devions débarquer, puis rembarquer, si nous prétendions désinfecter aussi complètement que possible ces deux navires suspects, selon les instructions du Ministre. .

Me laissant influencer peut-être par ces quasi-impossibilités, il me sembla que pour le *Leverrier,* je pouvais me montrer moins exigeant. Après tout il existait un certificat de médecin anglais, déclarant que son décès était le résultat d'une maladie de cœur. Le Conseil sanitaire du Hâvre n'en avait pas tenu compte, il est vrai, ne lui attribuant pas plus de valeur, avec raison sans doute, qu'à la déclaration évidemment fausse de la patente. Mais le Hâvre n'avait que la décision à prendre et la difficulté gisait tout entière dans l'exécution qui nous était réservée.

Je me décidai donc à ne débarquer que le moins possible de la cargaison du *Leverrier*, ou même à ne rien débarquer du tout, puisqu'aussi bien le matériel me faisait défaut.

A l'avant et à l'arrière du faux-pont de ce navire existaient deux espaces vides de 120 tonnes environ, dans chacun desquels s'ouvrait un panneau de la cale. Je fis dégager ces panneaux, creuser un large trou dans le chargement de la cale, puis brûler du soufre dans ces grands espaces vides, à raison de 20 grammes par mètre cube. Il est bien entendu que les panneaux du pont étaient fermés pendant cette opération. La combustion fut renouvelée deux fois à huit heures d'intervalle.

L'opération terminée, ces vides de l'avant et de l'arrière du faux-pont furent remplis par le déplacement des sacs de blé voisins, de façon à former deux nouveaux creux dans le faux-pont, et à découvrir deux autres panneaux de la cale. Là, la fumigation fut renouvelée dans les mêmes conditions, et ainsi de suite, jusqu'à ce par la mobilisation successive de tout le chargement du faux-pont, on se fut ouvert un accès à tous les panneaux de la cale, et on y eut creusé de vastes trous pour y pratiquer la fumigation sulfureuse.

En outre, deux cloisons mobiles mettant en communication la chambre de la machine avec les cales AV et AR, on les ouvrit, on retira par chacune d'elles environ 50 tonnes de blé et on y pratiqua d'abondantes fumigations qui attaquaient les couches les plus profondes de la cargaison.

Ces opérations étaient dirigées par deux gardes sanitaires, qui faisaient, en même temps, pratiquer, dans les logements de l'équipage et dans toutes les parties accessibles du navire, les nettoyages ordinaires.

Ce système de déplacements successifs de la cargaison et

de fumigations répétées ne semblant devoir donner de bons résultats à bord du *Leverrier,* je proposai, le 6 septembre, à mes collègues du Conseil sanitaire de Saint-Nazaire, de l'appliquer au *Fern-Holm,* qui ne se décidait pas à commencer son déchargement. Ce n'était plus la désinfection complète que nous avions décidée d'abord. Mais, outre la presque impossibilité où nous nous trouvions de faire exécuter cette première décision, nous avions une raison plausible pour ne pas y persister, c'était l'excellent état de santé du *Fern-Holm.* Le décès suspect datait déjà de 30 jours, et le navire depuis cette époque, et surtout depuis 21 jours qu'il était sous les yeux de l'autorité française, était resté dans d'excellentes conditions sanitaires.

Le Conseil, après avoir bien constaté l'impossibilité de faire mieux, accepta ma proposition, et le *Fern-Holm* fut traité comme le *Leverrier.* Comme son faux-pont était aussi plein de marchandises que sa cale, le premier trou fut creusé par le transport sur le pont de 200 tonnes environ, puisées à travers les panneaux de façon à arriver à une grande profondeur dans la cale. Puis les déplacements et les fumigations se firent successivement.

Même traitement fut appliqué à un autre grand vapeur, le *Recta,* qui nous arriva le 19 septembre, envoyé par le Directeur du service sanitaire à Cherbourg, dans des conditions analogues aux deux autres.

J'ajoute que, d'après les règlements, ces navires, après avoir terminé leurs opérations sanitaires, devant subir une quarantaine d'observation de 7 jours, je les autorisai à comprendre dans ce délai leur traversée de retour de Saint-Nazaire à leur port de destination.

Ils repartirent donc dès le troisième jour sous pavillon de quarantaine, et sous la garde de pilotes qui restèrent à bord, où je les avais constitués gardes sanitaires. Le Hâvre les accepta tous les trois sans hésitation.

Les marchandises n'avaient pas souffert de cette sulfuration abondante. C'est un point qui m'avait tout d'abord inquiété surtout pour les céréales. M. le professeur Andouard, auquel j'avais fait part de mes craintes, avait bien voulu me rassurer sur cette question importante, et l'événement a donné raison à sa haute expérience. Un chimiste du Hâvre, consulté par les affréteurs du *Fern-Holm,* avait donné également la même espérance.

La sulfuration, comme moyen de désinfection des navires, me paraît avoir deux grands avantages. Il est bien établi, je crois, que l'acide sulfureux détruit les germes organiques inférieurs ; de plus, en dehors de cette qualité désinfectante proprement dite, la combustion du soufre dans un espace clos, consommant une très grande quantité d'oxygène, doit y assurer le renouvellement de l'air, ce qui est certainement l'une des plus grandes difficultés de l'assainissement des navires.

Quoi qu'il en soit, et quelle qu'ait pu être l'efficacité des opérations pratiquées en août et septembre dernier en rade de Saint-Nazaire à bord des navires qui y ont été dirigés comme contaminés par le choléra, il n'est pas douteux que ces opérations ont été incomplètes et que les instructions ministérielles n'ont pas été remplies. Si ces trois navires avaient été positivement infectés, il eût fallu absolument les décharger pour les purifier sérieusement. C'est ce qu'a fait M. Mélier, en 1861, pour l'*Anne-Marie;* c'est ce que j'ai fait moi-même plusieurs fois pour de grands paquebots atteints également par la fièvre jaune, et notamment pour la *Ville-de-Paris,* en 1881 ; c'est ce que j'ai fait encore, en août dernier, pour le paquebot la *Ville-de-Brest,* qui avait laissé quatre hommes atteints du typhus amaril, dans les hôpitaux de la Havane et dont deux ont succombé. Mais l'*Anne-Marie* était un petit navire ; les paquebots, s'ils sont d'un grand tonnage, ne portent pas la masse énorme de marchandises qu'avait le *Leverrier,* par exemple.

Pour décharger 4,000 tonneaux de marchandises, les purifier et recharger, il faudrait ou bien que notre lazaret pût recevoir le navire dans un dock que nous n'avons pas et qu'il serait même impossible d'établir ; ou bien que le port eût un matériel de gabares solides, pouvant tenir la mer par tous les temps, et ce matériel n'existe pas. Il existait à l'époque où le service des ponts et chaussées a fait décider, pour des raisons d'un ordre très élevé, l'établissement du lazaret sur la pointe de Mindin, contrairement à l'opinion du service sanitaire qui le voulait sur la rive droite afin de le doter plus tard d'un bassin à flot. L'ingénieur chargé des études définitives, tout en reconnaissant que la création de ce bassin serait à tout jamais impossible à Mindin, faisait remarquer qu'après tout on pourrait toujours opérer, tant bien que mal, des déchargements sur rade, puisque cela se faisait à Saint-Nazaire avant la création des grands bassins actuels.

C'est vrai, mais la création même de ces grands bassins a tué ce batelage de rade devenu inutile, et la gabare, en s'allégeant et se transformant, s'est faite bateau de rivière.

Le lazaret de Mindin, qui ne peut avoir de dock particulier, n'a donc plus même le batelage qui devait y suppléer, et en face des énormes navires que crée aujourd'hui la navigation à vapeur, on peut affirmer qu'il sera plus d'une fois réduit à l'impuissance. C'est ce qui est arrivé pendant cette courte campagne sanitaire dont je viens de vous rendre compte.

C'est un point que je ne devais pas laisser ignorer au Conseil d'hygiène et qui n'ôte rien d'ailleurs à la valeur préservatrice de notre lazaret ; il n'en reste pas moins un excellent lieu d'isolement pour les maladies contagieuses.

Pour en finir avec le choléra d'Egypte, je dois ajouter que les mesures spéciales qui avaient été édictées contre lui ont été levées le 15 octobre dernier sans nouvel incident pour notre région. Aujourd'hui les provenances du canal sont simplement mises en quarantaine d'observation pendant 24 heures pour donner au service sanitaire le temps de s'assurer qu'elles ne sont pas suspectes.

Le Directeur du service sanitaire,

G. DU BELLAY.

Nantes, imp. Mme ve Camille Mellinet. — L. Mellinet et Cie, sucrs.

Imprimé en France
FROC021846210120
23239FR00023B/562/P

9 782329 360751